CLINIQUE

CHIRURGICALE

DE L'HOTEL-DIEU DE POITIERS

Pendant le deuxième semestre de 1854,

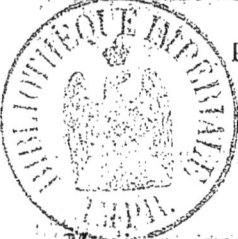

Par le docteur GAILLARD.

Messieurs, vous accueillez toujours avec une indulgence particulière les observations provenant du service des hôpitaux; chacun se rappelle qu'il a puisé sa première expérience dans ces grands établissements, qui sont en quelque sorte le patrimoine commun de tous les médecins. Dans l'état actuel de nos institutions, au moment où nos écoles de province vont subir des transformations qui augmenteront leur importance, il n'est pas inutile de montrer quels avantages nous pouvons offrir à l'instruction. Or, la ville de Poitiers renferme beaucoup de maisons hospitalières pour les vieillards, les enfants, les aliénés, les incurables; mais c'est seulement dans notre service chirurgical de l'Hôtel-Dieu que nous avons récolté les faits que nous mettrons sous vos yeux. Voici un aperçu des principaux faits du service.

1° AFFECTIONS DIVERSES.

Fongus tuberculeux du testicule.—Ablation.—Guérison.

Un enfant de dix ans, atteint de tubercules pulmonaires,

1

eut, il y a 5 ans (1849), une tumeur du volume d'une noisette sur le testicule gauche ; le volume augmenta sensiblement jusqu'au mois de juillet dernier. La petite tumeur s'ulcéra, et fut pansée avec de la pommade camphrée.

La castration, jugée indispensable, fut pratiquée le 51 août. Un pansement simple d'abord, puis l'application du vin aromatique tiède, déterminèrent la cicatrisation de la plaie, qui fut complète le 17 septembre suivant, jour de la sortie du malade.

Abcès urineux. — Incision. — Guérison.

B. était atteint d'un rétrécissement du canal de l'urètre consécutif au moyen violent qu'il employa pour *casser la corde* déterminée chez lui par une violente blennorrhagie.

Il entra à l'hôpital le 20 juin 1854, pour s'y faire traiter d'une rétention d'urine dont il souffrait depuis plusieurs jours. L'urine, s'étant infiltrée dans les tissus voisins, avait déterminé un abcès considérable qui fut ouvert en juillet. La boutonnière pratiquée au périnée fut laissée béante pour donner issue à l'urine. Le malade fut pansé avec du coton recouvert de poudre de tan ; l'urine reprit son cours naturel, la plaie se cicatrisa, et le malade sortit guéri le 5 août.

Entropion par enroulement. — Guérison.

Un maçon âgé de 27 ans est entré à l'hôpital le 2 juillet, pour un enroulement des paupières en dedans plus prononcé à droite qu'à gauche.

Il fut traité par la canthoplastie, c'est-à-dire qu'une incision transversale partie de l'angle externe de l'œil agrandit le diamètre transverse de l'ouverture des paupières, et quelques points de suture unissant la muqueuse à la peau maintinrent cet écartement.

En outre, on cautérisa la paupière inférieure avec de l'acide azotique, on excisa un lambeau de peau, et le malade sortit guéri le 15 août suivant.

Tumeur blanche du genou. — Amputation.

Une femme de 45 ans a été atteinte d'une tumeur blanche du genou, consécutive à la suite d'un accouchement. Cette maladie date de 18 mois. Le 4 septembre 1854, l'entrée de la malade à l'hôpital eut lieu. L'amputation de la cuisse fut pratiquée le 18 septembre, et la malade sortit le 9 octobre suivant, bien que la plaie ne fût pas complétement cicatrisée.

Tumeur blanche. — Amputation.

Un homme, entré dans des circonstances analogues, le 15 mai 1854, subit aussi l'amputation, et sortit guéri le 16 octobre suivant.

Pieds-bots. — Guérison.

Clémentine, âgée de 11 mois, est admise le 18 septembre pour y être traitée d'un double pied équin. Le 20 septembre, la section du tendon d'Achille est pratiquée des deux côtés; un simple bandage roulé en flanelle est appliqué d'abord. Au bout de 8 jours, on y ajoute le sabot de Venel, et l'enfant sort guérie le 8 octobre suivant.

Autre.

Un cordonnier âgé de 20 ans est atteint d'un pied équin

du côté gauche, et entre à l'hôpital le 20 septembre. On pratique immédiatement la section du tendon d'Achille et de l'aponévrose plantaire rétractée ; on applique un bandage roulé et l'appareil à réduction, et le malade est guéri le 16 octobre.

Gangrène spontanée des deux jambes consécutive à une oblitération des veines.

Pierre B., journalier, âgé de 45 ans, entre à l'Hôtel-Dieu le 4 janvier dans un état déplorable ; les orteils des deux pieds jusqu'aux métatarses sont sphacélés et desséchés ; les tarses et la partie inférieure des jambes sont gonflés, livides et excessivement sensibles au moindre contact.

Comme phénomènes généraux : faiblesse excessive, stupeur, délire, calme continuel; pouls petit et fréquent; peau chaude et sèche ; langue aride.

On ne connaît aucune cause appréciable à cette lésion si grave; la température extérieure n'a rien d'extraordinaire pour la saison.

Malgré tous les secours de l'art, ces symptômes vont s'aggravant jusqu'au 9 février, jour du décès.

Autopsie. —Les deux pieds jusqu'aux malléoles sont sphacélés, momifiés et entièrement desséchés ; au-dessus du sphacèle, on voit une ulcération circulaire déchiquetée, qui indique un travail d'élimination déjà très-avancé.

Membre inférieur gauche. —L'artère crurale présente à sa partie supérieure quelques caillots peu adhérents ; dans toute son étendue, surtout inférieurement, elle est le siége d'incrustations calcaires des plus prononcées.

L'artère poplitée présente les mêmes lésions que l'artère fémorale; les vaisseaux poplités forment un cordon dur.

L'artère tibiale antérieure présente quelques caillots, mais seulement à sa partie tout à fait inférieure.

La veine crurale est dans toute son étendue oblitérée par des caillots fibrineux, demi-organisés, très-adhérents à sa membrane interne, très-solides, grisâtres et prolongés dans toutes les ramifications de la veine.

La veine poplitée présente les mêmes lésions.

La veine tibiale antérieure est également oblitérée; mais les caillots paraissent moins gris, moins adhérents et plus récents; du côté de la veine iliaque, les caillots sont blanchâtres, formés de couches concentriques et entièrement semblables à ceux que l'on rencontre dans les vieilles tumeurs anévrismales.

Le tissu cellulaire, à l'articulation du genou, est infiltré de pus.

Membre inférieur droit. — L'artère présente les mêmes lésions que celles déjà observées dans le membre inférieur gauche; la veine est oblitérée de la même façon, et tout à fait imperméable à la circulation.

Le foie est énormément hypertrophié, triple de son volume ordinaire; il est lardé et farci, dans toute son étendue, de masses encéphaloïdes qui varient du volume d'une noisette au volume d'une grosse noix. Dans quelques points, il existe des abcès métastatiques circonscrits.

L'artère iliaque primitive et l'aorte descendante ne présentent aucune lésion appréciable ; mais la veine iliaque primitive et la veine cave inférieure, jusqu'au niveau des veines rénales, sont entièrement remplies d'un coagulum épais, adhérent, semblable à celui qui existe dans les veines des deux membres inférieurs, mais plus décoloré, semblable à une bouillie grisâtre mêlée de quelques filets de sang. Cette altération cesse brusquement au point où le foie comprime la veine. On peut penser que la compression exercée sur la veine cave inférieure par le foie a été pour quelque chose dans l'oblitération de cette veine, qui a déterminé la gangrène.

L'ouverture pylorique de l'estomac présente un rétrécissement considérable de trois centimètres d'épaisseur et de cinq de longueur, dû à un dépôt de matière encéphaloïde.

Fistule vésicale consécutive à la taille hypogastrique depuis 23 ans.

G. François, journalier, âgé de 26 ans, de Poitiers, a été taillé par M. Amussat en 1827, à l'âge de 2 ans. La pierre était grosse comme une dragée. Une grosse sonde fut maintenue dans la plaie hypogastrique pendant vingt-quatre jours; puis les urines reprirent leur cours naturel. Depuis cette époque, il était resté un orifice fistuleux très-étroit, qui parfois et rarement donnait passage à l'urine.

En 1849, G. est atteint d'un paraphimosis qui dure deux jours; les urines éprouvent un obstacle à sortir. A partir de cette époque, la fistule devient plus perméable aux urines. Quand le malade est debout et travaille, l'urine *suinte continuellement*, et mouille ses vêtements. On a employé inutilement le repos, les cathétérismes répétés trois fois le jour.

13 octobre 1850. Le malade se trouve dans le même état; une cicatrice déprimée existe sur la ligne médiane au-dessus du pubis; au fond de cette cicatrice un pertuis étroit donne incessamment passage à des gouttes d'urine; un stylet suit le trajet de la fistule, et pénètre dans la vessie à la profondeur de 6 centim. Le cathétérisme constate une saillie valvulaire du col de la vessie, que la sonde ne franchit ni

sans difficulté, ni sans quelque douleur. On place une sonde dans la vessie, on la laisse ouverte. Tout le temps que demeure cette sonde, l'urine ne sort pas par la fistule.

Cette sonde étant mal supportée, on se propose d'établir sur le point fistuleux une compression permanente; mais le malade ne veut pas rester davantage à l'hôpital, et sort sans être guéri.

2° MALADIES DES OS.

Ces lésions ont été communes dans notre service, comme elles le sont toujours dans les hôpitaux.

Ostéosarcome des 1er et 2e métatarsiens. — Ablation. — Guérison.

Une couturière âgée de 52 ans, descendant un escalier 18 mois avant son entrée à l'hôpital, heurte le bout de son pied contre une marche.

Deux tumeurs d'un jaune bleuâtre surviennent bientôt et s'ulcèrent au mois de mai. Des douleurs vives se déclarent jusqu'au genou correspondant, avec sensation d'une corde tendue dans la jambe pendant la marche.

Le 18 septembre, on pratique la résection des 1er et 2e métatarsiens cariés.

Suppuration abondante; injection avec décoction de sauge.

La cicatrisation complète a lieu en novembre suivant.

Luxation lente de l'articulation du genou. — Déplacement du tibia en arrière. — Amputation.

Ce malade, âgé de 16 ans, a bien marché jusqu'à 10 ans.

Des douleurs s'étant manifestées dans le genou, surtout en hiver et pendant les temps humides, furent suivies par les désordres énumérés plus haut. La marche étant devenue complétement impossible, parce que le pied et la jambe, fortement fléchis sur la cuisse, ne peuvent toucher terre, la jambe fut amputée le 3 août; la cicatrisation était complète le 10 novembre suivant, et le malade se sert très-bien d'une jambe de bois.

Plaies contuses des os.

L'année dernière, à l'occasion de la catastrophe du chemin de fer à Saint-Benoît, nous avons reçu à l'Hôtel-Dieu trois hommes blessés de la manière la plus dangereuse. Le premier, dont le bassin était broyé, a succombé au bout de deux jours. Les deux autres étaient atteints de fractures de jambes. Malgré des contusions graves des tissus, des plaies, des escharres multipliées, ils ont guéri.—Nous avons remarqué, à cette occasion, un effet du choc terrible des projectiles lancés par la vapeur.

Toutes les parties touchées sont mortifiées. Un malade avait ainsi une traînée d'escharres parcourant le membre inférieur et arrivant à la malléole externe qui était fracturée.— Toutes les parties molles couvrant cette malléole étaient converties en une escharre coriace adhérente à la malléole, qui s'est elle-même exfoliée après la chute de l'escharre. Craignant que l'articulation du pied ne fût ouverte, nous avons retardé jusqu'au 30e jour la chute de l'escharre par des fomentations permanentes d'huile camphrée chaude.

Ce serait mal à propos qu'on envisagerait ces lésions comme produites par une brûlure au 4e degré de Dupuytren; il se trouve toujours autour des escharres occasionnées par les brulûres des phlyctènes et un erythème caractéristique , ce qui n'existait pas chez les blessés du chemin de fer. — La mortification des tissus ne peut être attribuée qu'à l'intensité du choc.

5° FRACTURES.

Les fractures du membre supérieur ont été traitées par la méthode ordinaire. Bandage de Scultet pendant une dizaine ou une quinzaine de jours, puis bandage inamovible pendant le reste du temps. Celles que nous avons traitées se décomposent ainsi :

Fractures du membre supérieur.

1° *Fracture de l'avant-bras :* bandage roulé, appareil inamovible. Le malade, entré le 21 juillet, est sorti guéri le 3 septembre.

2° *Fracture du bras et de l'avant-bras avec plaie :* chute d'un lieu élevé. Entrée le 19 juin , la malade sortit guérie le 6 août.

3° *Fracture de la clavicule.*

Chute du haut d'un cerisier sur la face antérieure de la poitrine. Bandage inamovible , tenant le bras fléchi sur l'avant-bras, et appliqué sur la poitrine; guérison. Le malade, entré le 3 juillet, est sorti guéri le 15 août.

4° *Fracture du 5° métacarpien :* bandage roulé, arrosé d'alcool camphré.

Le malade , entré le 20 septembre , est sorti avec une parfaite consolidation le 29 septembre.

5° *Fracture de la 1re phalange du médius :* bandage roulé. Le malade, entré le 9 septembre, est sorti guéri le 2 octobre.

Fractures du membre inférieur.

Les fractures du membre inférieur ont été mises dans notre appareil à planchettes mobiles déjà décrit dans la *Gazette médicale*, année 1850. (*V.* pl. 1ʳᵉ.)

Nous avons obtenu de bons résultats dans les cas suivants :

1° *Fracture du tibia : appareil à planchettes ; guérison.*

Un maçon, âgé de 41 ans, eut la jambe fracturée en démolissant un vieux mur. Entré à l'hôpital le 20 mai, et traité par notre appareil, remplacé à la fin du traitement par un appareil inamovible, il est sorti guéri le 5 août.

2° *Fracture du tibia avec plaie : appareil à planchettes; guérison.* Un cavalier, âgé de 26 ans, reçut, le 16 mai, un coup de pied de cheval qui lui fractura la jambe gauche ; traité par notre méthode, il est sorti guéri le 16 octobre.

Voici du reste, à ce sujet, l'appréciation d'un de nos anciens élèves, M. Mars, qui nous a adressé la lettre suivante :

« MONSIEUR LE PROFESSEUR,

» ..... Je veux surtout vous remercier de m'avoir fait con-
» naître votre excellent appareil, qui aujourd'hui est devenu
» dans nos campagnes aussi populaire que l'était, il y a
» quelques mois, celui de *Scultet*, plus ancien sans doute,
» mais beaucoup moins commode. Un de mes amis de la
» Creuse, à qui j'avais donné une de vos brochures, m'écri-
» vait, il y a quelques jours : *Sécurité, simplicité* et *célérité*,
» tels sont les avantages que j'ai rencontrés dans l'emploi
» de l'appareil *Gaillard.* Je suis seulement fâché qu'un ap-
» pareil qui est destiné à rendre de si grands avantages aux

» classes pauvres de nos contrées n'ait pas été inventé par
» un médecin de campagne, etc. »

De son côté, M. le docteur de la Mardière, chef des travaux
anatomiques à l'école de médecine de Poitiers, nous a com-
muniqué deux observations de malades qu'il a traités avec
succès par notre appareil.

Dans la première, il est question d'un homme atteint de
fracture comminutive des deux os de la jambe avec plaie,
et issue du fragment supérieur du tibia.

M. de la Mardière s'est beaucoup loué de l'appareil à planchettes, parce qu'il lui a permis de visiter commodément la
plaie sans perte de temps ni douleur pour le malade, et cela
presque à chaque visite, pendant un temps fort long; car la
guérison définitive fut entravée par la présence de plusieurs
esquilles qui ne se détachèrent successivement qu'avec len-
teur. Cette circonstance a permis à notre confrère d'apprécier
les avantages d'un appareil aussi simple et aussi commode,
et il s'est promis, nous a-t-il dit, de l'employer de préférence
à l'avenir.

Dans la seconde observation, l'auteur raconte l'histoire
d'un jeune homme atteint de fracture simple de l'extrémité
inférieure du tibia, qui a guéri si parfaitement, qu'il ne
serait pas possible aujourd'hui de retrouver la moindre
trace de cet accident.

Dans ces deux cas, M. de la Mardière a remplacé, comme
nous le faisons nous-même, l'appareil à planchettes par
l'inamovible, aussitôt que l'état des malades l'a permis.

Cet appareil, primitivement inventé pour les fractures de
jambes, a été depuis, et avec avantage, appliqué au traitement des fractures diverses du fémur, en vertu d'un principe
qui nous paraît avoir quelque mérite de nouveauté:

Dans toutes les fractures du fémur, au lieu d'appliquer les moyens de contention uniquement sur la cuisse, comme le conseillent plusieurs auteurs modernes, *nous avons placé nos appareils uniquement sur la jambe;* ayant expérimenté que, sauf les cas de fracture dans le tiers inférieur du fémur : 1° le fragment supérieur n'offre point de prise ; 2° la compression s'exerce d'une manière peu efficace sur le milieu du fémur, portion arquée sous-tendue par des muscles épais et nombreux.

En agissant sur le fragment inférieur, en exerçant sur lui une traction permanente, en le maintenant de manière à prévenir les déviations et rotations diverses, on fait pour la fracture du fémur tout ce que l'art peut faire de mieux. Voici notre pansement:

On met sous le membre inférieur une planche qui s'étend du talon à l'ischion AB, fig. 2 ; elle est articulée au niveau du creux poplité et soulevée en ce point par un coussin particulier pour assurer au membre un léger degré de demi-flexion.

Le coude-pied est entouré d'une cravate en étrier I, fig. 1, fixée à un anneau D, fig. 2, implanté sur le bord inférieur de la planche.

Les deux planchettes mobiles GG sont placées à droite et à gauche et fixées au moyen de leurs chevilles FF.

La jambe jusqu'au genou est donc solidement encastrée et immobilisée.

La cuisse repose sur la planche B. On maintient la cuisse par une petite planchette placée en dehors sur la planche K, et par deux cravates GG, fig. 1, qui embrassent en même temps la cuisse et la planche sur laquelle elle repose.

Tout l'appareil est convenablement garni de coussins HHL, fig. 2, et de coton cardé.

Le membre inférieur tout entier reste à découvert, et ses moindres déformations sont immédiatement appréciées.

Son segment inférieur ne peut subir aucune rotation ; quand il se dévie, on peut de suite opérer le redressement en agissant sur l'appareil pesant qui le maintient. La planche peut être attachée au pied du lit et opérer une certaine traction. Les résultats obtenus depuis six ans nous ont paru favorables, et tout notre engin ne coûte pas un franc.

Les deux observations suivantes viennent à l'appui des considérations qui précèdent.

Fracture oblique du fémur au tiers supérieur. — Appareil à planchettes. — Guérison.

Le nommé Antoine, maçon, âgé de 29 ans, était occupé à charger des wagons. Cinq d'entre eux glissant lentement sur un plan incliné, il crut pouvoir les retenir en appuyant son dos sur le premier. En arrivant près de deux wagons chargés et calés, il porta le genou droit en avant pour amortir le choc, et la cuisse fut fracturée. L'accident eut lieu le 15 juin ; l'appareil à planchettes fut immédiatement appliqué ; plus tard on le remplaça par un inamovible, et la guérison eut lieu en août sans raccourcissement.

Fracture du fémur au tiers supérieur. — Appareil à planchettes, puis inamovible. — Guérison.

Un enfant de 9 ans, jouant derrière une charrette chargée, la fit basculer. La cuisse droite fut fracturée. L'appareil à planchettes fut appliqué le 24 juillet. On le remplaça en septembre par un bandage inamovible, et la guérison eut lieu sans difformité apparente ni raccourcissement.

4° DÉCOLLEMENT DES ÉPIPHYSES.

Nous recueillons quelques faits propres à éclairer cette question intéressante à nos yeux. Les décollements épiphysaires sont bien plus fréquents que les fractures des extrémités d'os longs ; ils ont leur caractère particulier, leur pronostic ; on ne saurait trop les étudier.

Décollement de l'épiphyse supérieure de l'humérus. — Effets consécutifs, 13 ans après.

M. B., âgé de 17 ans, est atteint en 1841 d'un décollement de l'épiphyse supérieure de l'humérus; la cause est une chute sur l'épaule.

Ce malade est examiné par plusieurs médecins, et présente les signes suivants : 1° l'extrémité supérieure de l'humérus est déplacée en avant; la tumeur a lieu non pas immédiatement au-dessous de l'articulation, mais un bon travers de doigt plus bas que le rebord de la voûte ; 2° en explorant en dehors et en arrière, on trouve que toute la tête de l'humérus n'est pas sortie, mais qu'il en reste quelque chose ; 3° le vide n'existe pas en dehors au-dessous du rebord de l'acromion, mais un peu plus bas ; 4° il n'y a point de crépitation ; 5° le bras malade n'a point de mouvements spontanés, mais on peut lui en donner de très-étendus ; 6° ces mouvements correspondent à la tumeur qui fait saillie en avant de l'articulation.

Quelques chirurgiens pensent avoir affaire à une luxation, mais la majorité croit à l'existence d'un décollement de l'épiphyse, et le malade est traité par le corset d'Astley

Cowper : brides sur la face antérieure de l'articulation , plaques rembourrées lacées en arrière.

Le 26 septembre 1854 , le malade est âgé de 30 ans et maréchal des logis de hussards depuis 7 ans.

État de l'épaule :

Tous les mouvements sont libres et faciles , sauf celui de la fronde et du moulinet (circumduction).

Les faces postérieure et externe de l'articulation sont un peu aplaties ; en avant , au contraire , existe une saillie osseuse , tumeur dure dépendant de l'humérus , dont elle suit les mouvements. Cette tumeur est placée au-dessous de la voûte acromio-claviculaire ; en haut, elle forme une surface arrondie qui se prolonge sous la voûte. En bas, à 15 millimètres environ au-dessous du rebord de la voûte, cette tumeur se termine par un bord saillant, vif, tranchant; elle se continue plus en arrière avec le corps de l'os. On reconnaît évidemment la saillie formée par le bord de l'épiphyse détachée de l'os et portée en avant, tandis que le corps de l'humérus est resté presque à sa position normale.

Le membre n'est point amaigri ; il paraît même un peu plus volumineux.

En mesurant les deux bras au moyen d'un fil dont le centre est placé sur les apophyses épineuses , et les deux bouts descendant en passant sur la saillie de l'épaule jusqu'aux épicondyles, on constate que le bras droit est de 5 centimètres plus court que le bras gauche. Le malade s'en était toujours aperçu à ses manches.

Les lésions de l'extrémité inférieure de l'humérus nous présentent parfois de grandes difficultés de diagnostic, que vous fera comprendre la pièce suivante, appartenant à une malade traitée à l'Hôtel-Dieu il y a six ou huit ans. — La petite fille avait une dizaine d'années ; elle glisse sur le

dos d'un âne, tombe sur le coude; on nous l'amène. L'extrémité inférieure de la diaphyse de l'humérus s'est séparée
de l'épiphyse ; elle a déchiré les parties molles de la région
antérieure et paraît au pli du coude, à travers la peau
qui lui donne passage par une ouverture étroite et étran-
glée. Les premières tentatives de réduction ont échoué; nous
sommes obligés de réséquer l'os saillant. La réduction s'o-
père alors facilement ; un appareil convenable maintient
les fragments osseux, et la guérison s'opère en quelques
semaines, avec ankylose du coude. C'est le fragment osseux
réséqué que nous mettons sous vos yeux.

Son épaisseur est de 0,005. On voit d'un côté le trait de
la scie et de l'autre une surface plus polie, c'est bien celle
qui était unie à l'épiphyse. On voit, par l'examen des angles
de cette pièce, que, dans ces décollements épiphysaires, les
tubérosités interne et externe de l'extrémité inférieure de
l'humérus, l'épicondyle et l'épitrochlée *restent au fragment*
supérieur.

Voici encore ce que nous offre l'humérus d'un sujet de
douze ans (*v.* pl. **2**) :

La ligne de séparation B de l'épiphyse inférieure avec la
diaphyse passe tout à fait au-dessous des cavités qui logent
l'olécrane, l'apophyse coronoïde et le rebord de la tête du
radius.

Les bords externe et interne de l'humérus s'élargissent en
bas et forment véritablement par leur angle inférieur ces
saillies appelées tubérosité interne et tubérosité externe. Cet
angle inférieur forme bien la partie la plus saillante que l'on
trouve en dehors et en dedans de l'articulation.

Au-dessous de ces angles saillants, on rencontre deux petites épiphyses osseuses bien distinctes qui complètent les
saillies appelées épicondyle et épitrochlée; l'épicondyle a le

volume d'une moitié de pois vert ; l'épitrochlée, le volume d'une lentille; sur un autre humérus du même âge l'épiphyse, placée au-dessus du condyle, n'excède pas du tout le bord externe de l'humérus qui forme à lui seul tout l'épicondyle; ainsi l'épicondyle et l'épitrochlée appartiennent à la diaphyse (C. D.).

Le condyle et la trochlée E forment une masse tout à fait indépendante des deux petites productions osseuses que nous venons de mentionner. Cette masse apophysaire a 6 millim. de hauteur verticale et 35 millim. en travers ; elle ne comprend rien autre chose que la surface articulaire couverte de cartilage; elle se limite du côté de la diaphyse au point qui donne attache à la capsule. C'est elle qui se détache de la diaphyse, comme le prouve la pièce que nous avons sous les yeux ; et nous comprenons quel faible volume a le fragment inférieur, combien la solution de continuité est rapprochée de l'articulation et presque intra-articulaire, comment les saillies épicondylienne et épitrochléenne restent sur le fragment supérieur, puisqu'elles dépendent de la diaphyse, et enfin pourquoi le décollement de l'épiphyse présente tant de rapports avec la luxation.

Non-consolidation.

Notre mémoire nous fournit seulement deux faits de fracture non consolidée au bout d'un an. Les deux sujets étaient jeunes, d'une bonne constitution; aucune cause ne semblait devoir s'opposer à la guérison. Dans les deux cas (une fracture de l'humérus et l'autre du fémur), il y a eu certainement, à notre connaissance, compression excessive du membre fracturé continuée pendant plusieurs semaines. Pour l'une, c'était notre première malade, nous nous rap-

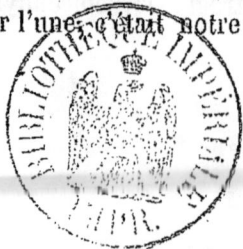

2

pelons avec quel soin, pendant deux mois, nous avions serré trois rangs de bandelettes superposées depuis les malléoles jusqu'à la hanche, et quelle fut notre surprise de voir que des pansements si soignés, si agréables à l'œil, n'avaient eu pour résultat qu'une atrophie du membre sans consolidation. Cet accident resta incurable.—L'autre fait est celui que nous voyons en ce moment à l'hôpital ; la compression opérée, sur le bras fracturé, par un bandage de Scultet avait été telle, que l'articulation du coude et l'avant-bras étaient le siége d'un gonflement dur, profond, d'une sorte d'hypertrophie du tissu cellulaire, qui semblait due à une lésion des os, et céda cependant en quelques semaines, quand on eut enlevé l'appareil compressif.

5° CATARACTES.

Nous avons fait en trois fois seize opérations de cataractes, toutes par l'extraction.

Voici le résultat :

Première série.

1° Pervoisin, de la Chapelle, entrée le 28 juin. Opérée quelques jours après, elle sortit le 12 septembre ; œil droit très-net ; hernie de l'iris à l'œil gauche ; vue bonne.

2° Jaulin, de Vouzailles, entrée le 25 juin, sortie le 15 septembre ; suppuration de l'œil gauche ; hernie de l'iris à l'œil droit ; vue bonne de ce côté.

3° Renaud, entrée le 28 juin, sortie ; le 6 août vue bonne des deux côtés, sans hernie.

Deuxième série.

4° Sabouru Marianne, de Thénezay, 59 ans. Entrée à l'Hôtel-Dieu le 8 septembre, ne voyant plus depuis 8 ans de l'œil droit, depuis 18 mois de l'œil gauche. Opérée le 30 septembre. Résultat : vue bonne des deux côtés, surtout du côté droit ; point d'accidents consécutifs.

5° Barbarin Marie, de Maillé, 71 ans. Entrée le 8 août ; depuis 9 ans, œil gauche ; depuis 9 mois, œil droit. Opérée le 30 septembre. Résultat : vue bonne du côté droit ; opacité de la cornée transparente du côté gauche.

6° Rault Pierre, de Vouzailles, 52 ans. Entré le 26 septembre. Invasion : depuis 7 ans, œil droit ; depuis 12 mois, œil gauche. Opéré le 30 septembre. Résultat : vue très-bonne des deux côtés ; guérison sans accidents.

Troisième série.

7° Sauvant Jean, de Bonneuil-Matours (Vienne), 71 ans. Entré le 3 juillet. Invasion : depuis 5 ans, œil droit ; 8 mois, œil gauche. Opéré le 28 octobre. Résultat : vue bonne du côté droit ; opacité de la cornée transparente du côté gauche.

8° Derron Sylvain, de Poitiers, 68 ans. Entré le 26 septembre. Opéré le 28 octobre du côté gauche. Résultat : vue bonne de ce côté ; point d'accidents consécutifs.

9° Gailledreau, de Mirebeau (Vienne), 61 ans. Invasion : œil droit l'année dernière ; œil gauche, depuis 10 mois. Opéré de l'œil gauche le 28 octobre. Résultat : vue bonne de ce côté ; point d'accidents.

Récapitulation.

1re *série.* Pervoisin, Jaulin, Renaud : 6 yeux opérés; 5 bons.
2e *série.* Sabouru, Barbarin, Rault : 6 yeux opérés; 5 bons.
3e *série.* Sauvant, Derron, Gailledreau : 4 yeux opérés; 3 bons.

Les yeux de la 2e série avaient été traités par l'atropine : 0,05 pour 20 gram. d'eau. Nous avons obtenu une bonne dilatation ; mais nous avons reconnu aussi une roideur inaccoutumée dans les pupilles revenues à la contraction, comme c'est l'ordinaire après la sortie de l'humeur aqueuse. Malgré l'étendue de la section faite à la cornée, tous les cristallins sont sortis avec difficulté de la pupille; deux ont été extraits avec la curette; un troisième est remonté et s'est perdu dans l'œil. L'extrait de belladone ne nous a point paru avoir ces résultats fâcheux, surtout pour l'extraction des cristallins.

Qu'il nous soit permis à cette occasion de dire quelque chose des trois principaux accidents qui se manifestent à la suite de cette opération si fréquente.

1° Le ramollissement avec suppuration de la cornée survient parfois très-rapidement et dans les trois premiers jours; à la première levée de l'appareil, on trouve le lambeau de la cornée jaunâtre; cela est irrémédiable. Si la suppuration de la cornée se manifeste plus tard et par le bord du lambeau, les collyres laudanisés et aluminés ne sont pas sans efficacité; nous les employons chauds, comme toutes nos lotions.

2° Le prolapsus de l'iris à travers la plaie n'est point un accident rare. Nous l'avons vu trois fois sur nos seize cas; cela dépend peut-être de l'habitude que nous avons de faire de grandes incisions; mais aussi quel avantage n'offrent-elles pas pour l'extraction !

La hernie de l'iris ne nous occupe pas; elle occasionne un peu de chaleur et de larmoiement; mais, vers le quarantième jour, la tumeur, quelque volumineuse qu'elle soit, s'atrophie et disparaît. Jamais nous n'avons recours ni aux cautérisations ni aux excisions; la guérison a lieu spontanément. Il reste seulement une adhérence de l'iris à la plaie et une déformation de la pupille ; mais cela n'apporte aucun trouble à la vision.

5° L'iritis est bien autrement grave; c'est la plus commune des affections consécutives qui compromettent le succès des opérations. Nous l'attribuons à une influence rhumatismale qui se porte sur la partie déjà irritée par le fait de l'opération. La lésion traumatique ne nous paraît point capable à elle seule de produire des inflammations si intenses et si tenaces; tantôt la disposition rhumatismale résulte d'un refroidissement, arrivé après l'opération, tantôt, et le plus souvent, d'une diathèse antérieure. L'iritis se développe insidieusement du 5e au 10e jour; ses premiers symptômes ne sont point, comme on pourrait le croire, des douleurs dans l'œil, du larmoiement; ces phénomènes appartiennent plutôt au prolapsus de l'iris. L'iritis, au contraire, débute toujours par *une douleur de dents* qui se manifeste du côté malade, et pendant quelques heures de la nuit. Quand les malades ne sont point prévenus, ils s'occupent peu de cette douleur dentaire qui a cessé d'être vive au bout de quelques heures, et ne s'en plaignent pas au médecin. Elle constitue à nos yeux, cependant, un signe pathognomonique d'une haute importance. Tant que le malade ne se plaint pas de sa douleur nocturne dans les dents, nous sommes tranquilles sur l'état de l'iris. Aussitôt que la douleur apparaît, il y a danger, et notre

traitement devient très-énergique : c'est avec une extrême
prudence que nous examinons nos yeux opérés. Ces explora-
tions ne font connaître que l'état de la cornée et la position
de l'iris ; mais nous ne manquons jamais d'adresser tous les
matins cette question qui semble bizarre : N'avez-vous point
souffert des dents pendant la nuit? Par suite de l'idée que nous
avons de l'iritis, nous attachons la plus grande valeur à
ce que l'opéré soit maintenu dans une température un
peu élevée, constante, qu'il soit couvert jusqu'au menton,
les bras enfoncés dans le lit; la tête surtout doit être tenue
chaudement et couverte des mêmes coiffures qu'à l'ordinaire.
Les gens de la campagne se trouvent bien d'un grand bonnet
de laine. Sitôt que la douleur apparaît, nous faisons un co-
pieux usage de vésicatoires et de tous les moyens usités en
pareil cas.

Poitiers, Imp. de A. DUPRÉ.

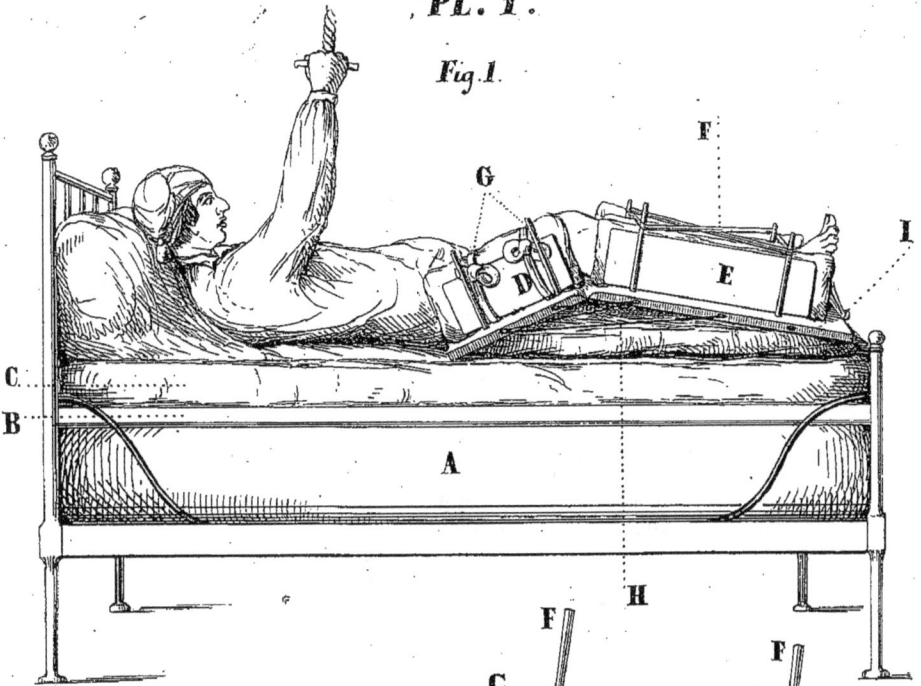

PL. 1.

Fig. 1.

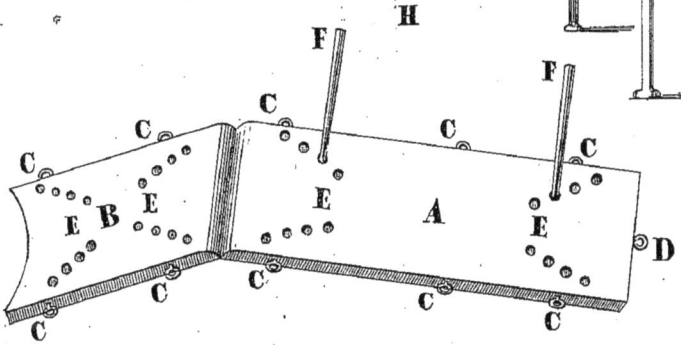

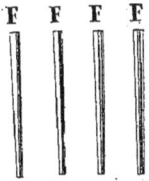

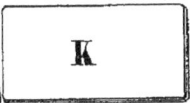
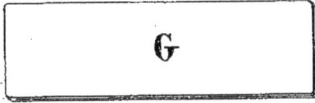
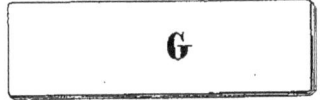

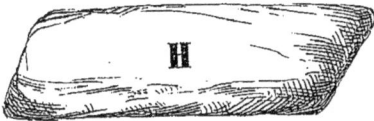
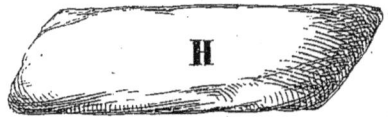

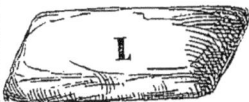
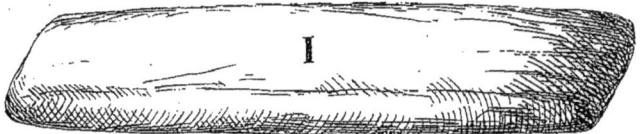

EXPLICATION DES PLANCHES.

PLANCHE Ire.

FIG. I.

Appareil du Dr GAILLARD *pour les fractures de la cuisse et de la jambe.*

A. Paillasse. B. Table de bois. C. Matelas recouvert du drap. D E. Appareil pour les fractures de la cuisse. Il est en place et se compose de l'appareil pour les fractures de jambe, auquel est joint à charnière l'appareil de la cuisse.

F. Lien destiné à empêcher l'écartement des chevilles, et par suite celui des planchettes latérales.

GG. Cravates qui assujettissent la cuisse à la planchette D.

H. Cordon destiné à graduer l'angle du double plan incliné formé par les deux appareils.

I. Cravate qui assujettit le pied à la boucle fixée à l'extrémité de la planchette inférieure.

FIG. II.

Détail de l'appareil.

A. Planchette inférieure pour l'appareil de la jambe.

B. Planchette inférieure pour l'appareil de la cuisse.

CCC. Boucles destinées à graduer, au moyen du cordon H (fig. I), l'inclinaison des deux planchettes.

D. Boucle destinée à fixer le lien I (fig. I).

EEEE. Trous destinés à recevoir les chevilles pour serrer plus ou moins contre le membre les planchettes latérales.

FFF. Chevilles destinées à assujettir verticalement les planchettes. Deux d'entre elles sont en place.

GG. Planchettes latérales de l'appareil de la jambe.

HH. Coussins latéraux en balle d'avoine. Ils doivent être recouverts d'une compresse qu'on renouvelle quand elle est salie.

I. Coussin long et étroit sur lequel repose le membre inférieur tout entier dans les fractures de cuisse, la jambe seule dans les fractures de la jambe.

K. planchette externe pour les fractures de cuisse.

L. Coussin externe pour les mêmes fractures.

✱

PLANCHE II.

FIG. I.

Humérus gauche d'un sujet de 11 ans et demi; face po-
stérieure.

A. Soudure de l'épiphyse supérieure à la diaphyse.
B. Soudure des épiphyses inférieures à la diaphyse.
C. Tubérosité externe formant l'épicondyle.
D. Tubérosité interne formant l'épitrochlée.
E. Epiphyse formant le condyle ou la petite tête de l'hu-
mérus et le rebord externe de la trochlée.
F. Epiphyse formant le rebord interne de la trochlée.
G. Cavité olécranienne.

FIG. II.

Même os vu par devant.

(Les mêmes lettres indiquent les mêmes objets que dans
la figure précédente.)
OOO. Petites épiphyses concourant à former, avec l'épiphyse F, le rebord interne de la trochlée, qui est formé par
conséquent par quatre épiphyses.
P. Cavité coronoïde.
R. Rainure qui reçoit le bord de la tête du radius.

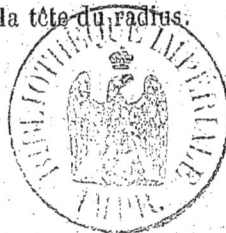

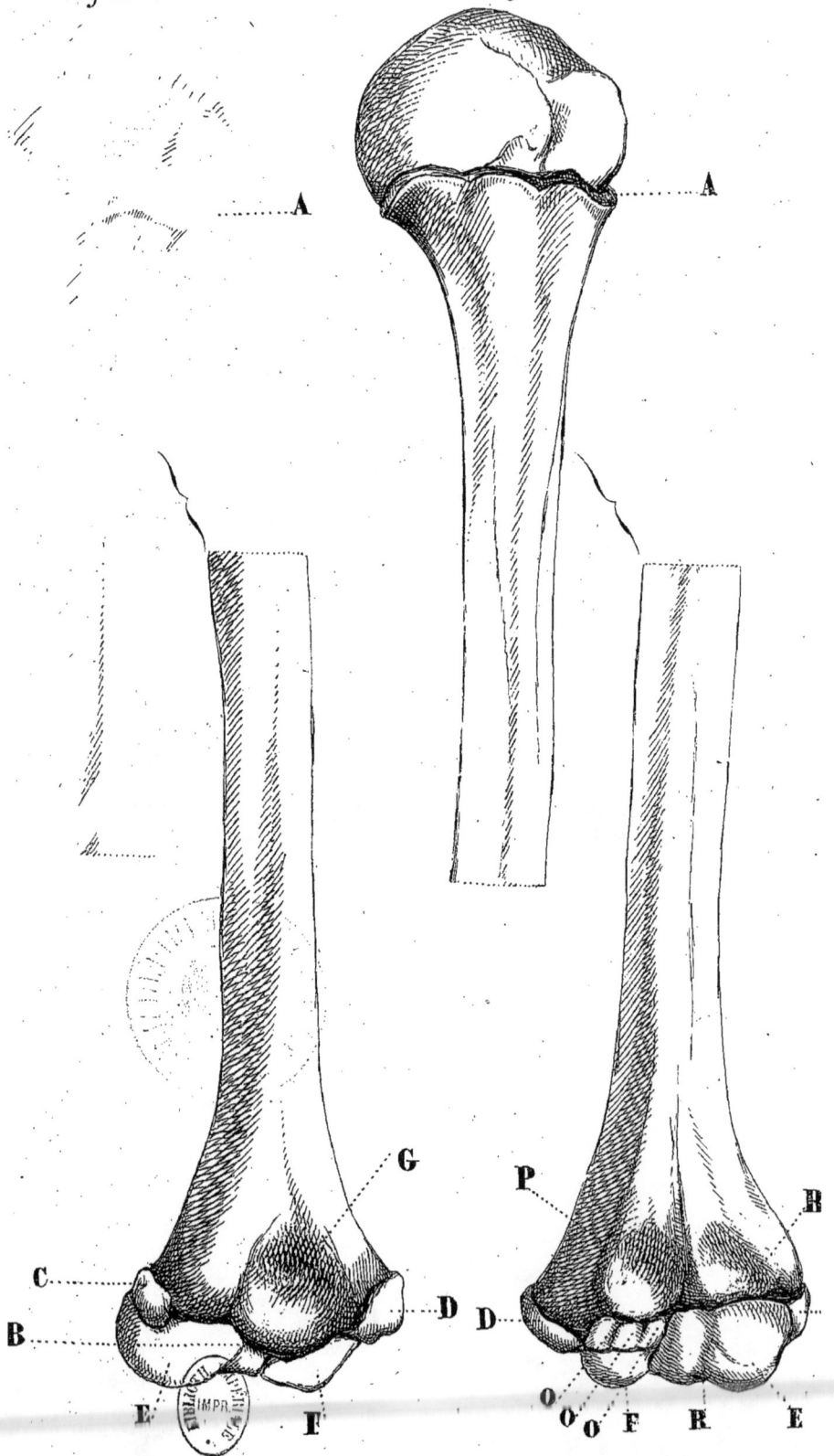

Fig. 1.   Fig. 2.

A

A

A

G

P   B

C

D   D

B

O

O   F   R   E

E   F